II.

Tb 22.

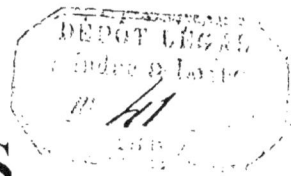

RÉFLEXIONS

SUR

LES DIFFÉRENTS AGES DE LA VIE DE L'HOMME

Discours prononcé à la séance publique de rentrée de l'École préparatoire de Médecine et de Pharmacie de Tours

PAR LE DOCTEUR HAIME

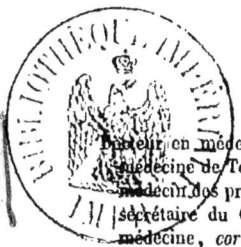

Docteur en médecine de la Faculté de Paris, professeur de pathologie interne à l'École de médecine de Tours, membre du Jury médical et de la Société de médecine d'Indre-et-Loire, médecin des prisons de la ville de Tours, médecin adjᵗ. des épidémies de l'arrondissement, secrétaire du Comité central de vaccine, membre correspondant de l'Académie royale de médecine, *correspondant spécial* de la Société de médecine de Paris, de la Société des sciences physiques et chimiques, du Cercle médical et de l'Athénée de médecine de la même ville; des Société royale et académique de médecine de Marseille, de celles de Toulouse, Évreux, Metz, etc.

TOURS

IMPRIMERIE LADEVÈZE, RUE ROYALE, 39 BIS.

1857.

DISCOURS

DE

M. LE DOCTEUR HAIME.

RÉFLEXIONS SUR LES DIFFÉRENTS AGES DE LA VIE DE L'HOMME.

—●—

Nosce teipsum.

Monsieur le Recteur, Messieurs,

Le sujet qui fournit la matière de ce discours demanderait de longs développements, exigerait peut-être des volumes. Mais comme ce n'est ici ni le lieu ni l'occasion de le traiter avec une étendue proportionnée à son importance, je me bornerai, dans cette solennité, à des réflexions générales sur l'un des points les plus intéressants de la physiologie humaine.

L'étude de l'homme est, sans contredit, celle qui mérite de fixer au plus haut degré l'esprit du philosophe, et c'est par elle que le médecin commence la série des travaux qu'il entreprend dans le but de se rendre utile à l'humanité. C'est donc principalement au médecin qu'il appartient de descendre en lui-même,

•d'examiner les ressorts de notre vie et de sonder les profondeurs de notre propre nature.

Placé au sommet du règne animal, l'homme domine tous les êtres organisés et atteint par la pensée aux plus hautes contemplations ; par sa raison et son intelligence, il est capable des plus sublimes conceptions et peut exécuter les choses les plus étonnantes et les plus merveilleuses. Enfin, il a été donné à l'homme seul, entre tous les êtres, de pouvoir contempler son âme, de l'élever vers Dieu et de mesurer ses devoirs et ses droits sur ce globe.

La nature a donc été prodigue envers l'homme, mais elle vend bien cher les dons qu'elle lui accorde ; car les maux, les chagrins qui l'attendent, les passions qui les font naître, semblent être le prix trop usuraire qu'elle met à ses bienfaits.

L'histoire naturelle et psychologique de l'homme est trop vaste pour que nous puissions ici le considérer sous tous ses aspects, tant au physique qu'au moral, et, comme nous venons de le dire, nous ne voulons l'examiner sommairement que dans les diverses phases, et plus particulièrement dans la dernière période de sa vie.

L'homme, depuis sa naissance jusqu'à sa mort, éprouve dans son organisation, à certaines époques déterminées, des changements très-remarquables qui ne peuvent guère s'effectuer sans apporter plus ou moins de trouble dans les fonctions dont l'harmonie constitue la santé. Ces époques déterminées, ou les âges, forment, par leur réunion, la durée ordinaire de la vie humaine. Dès longtemps on a reconnu *quatre âges*, qu'on a même assez ingénieusement comparés aux quatre saisons de l'année. Mais le sévère physiologiste ne peut s'accommoder de cette division trop générale, de cette analogie trop simple ; il veut plus de précision ; et non-seulement l'observation des faits l'oblige de constater plus de quatre âges, mais encore de partager quelques-uns d'entre eux en plusieurs groupes plus ou moins tranchés. C'est au savant Hallé qu'on doit cette manière d'envisager les différentes époques de la vie, et nous ne pouvons mieux faire que de reproduire succinctement sa doctrine sur cette matière.

La division des âges, fondée sur les connaissances anatomiques et physiologiques, a lieu dans l'ordre suivant : 1° La première enfance, qui présente trois époques distinctes, et se prolonge jusqu'à sept ans ; 2° la seconde enfance, qui s'étend depuis ce dernier terme jusqu'aux signes précurseurs de la puberté ; 3° l'adolescence, qui dure jusqu'à 25 ans chez l'homme, mais qui commence et finit quelques années plus tôt chez la femme ; 4° l'âge viril ou adulte, qui comprend trois degrés, et se prolonge jusqu'à 60 ans ; 5° enfin, la vieillesse, depuis l'instant où elle s'annonce, jusqu'à ce qu'elle soit parvenue à une véritable décrépitude.

M. Flourens a adopté sur ce point et publié une doctrine un peu différente, et aussi un peu plus agréable ou plus flatteuse. Ce savant physiologiste partage la vie de l'homme en deux moitiés à peu près égales : l'une d'accroissement, et l'autre de décroissance. Chacune de ces deux moitiés se subdivise ensuite en deux autres ; et de là les quatre âges de la vie : l'enfance, la jeunesse, l'âge viril et la vieillesse. Enfin chacun de ces âges se divise encore en deux parties, et il y a, selon le même auteur, non-seulement une première et une seconde enfance, mais une première et une seconde jeunesse, un premier et un second âge viril, une première et une dernière vieillesse.

M. Flourens reconnait qu'il n'est pas facile de déterminer la durée précise de chacun de ces âges et de ces sous-âges, parce qu'on ne peut marquer le terme où finit chaque âge, et qu'il n'y a ni repos ni temps d'arrêt entre eux, le passage de l'un à l'autre ayant lieu par un progrès insensible. Toutefois il propose les durées suivantes :

Pour la première enfance, de la naissance à dix ans, c'est l'enfance proprement dite ; et pour la seconde, de dix à vingt, c'est l'adolescence; pour la première jeunesse, de vingt à trente, et pour la seconde, de trente à quarante ; pour le premier âge viril, de quarante à cinquante-cinq, et pour le second de cinquante-cinq à soixante-dix. A soixante-dix ans, commence la première vieillesse, qui s'étend jusqu'à quatre-vingt-cinq ans, d'où part la seconde et dernière vieillesse (1).

Quoi qu'il en soit de ces théories différentes, parcourons rapidement ce que chacune des époques de notre vie présente de plus intéressant pour le physiologiste et le médecin.

Pendant les premiers mois de sa vie, l'enfant semble n'avoir besoin que de nourriture et de sommeil ; son goût n'est préparé qu'au doux lait de sa mère. L'enfant naissant, jeté nu sur cette terre, est plus sensible, plus nerveux, plus délicat que tous les autres animaux sortant du sein maternel ou d'un œuf. Ses premiers vagissements sont des cris de souffrance et de besoin. Borné d'abord aux sensations pénibles qu'il exprime par des pleurs presque continuels, son existence devient moins douloureuse à mesure qu'il s'accoutume aux impressions que les agents extérieurs exercent sur ses organes frêles et délicats. Cependant, bientôt les premières lueurs de son intelligence commencent à poindre; il regarde fixement les objets, et cherche à prendre connaissance de tous les corps qui l'entourent. Vers le milieu ou la fin du second mois, il devient accessible aux sentiments agréables. S'il les éprouve avant cette époque, au moins n'est-ce qu'alors qu'il commence à les exprimer par le rire.

Comparé aux petits de la plupart des animaux, l'enfant manque de l'industrie instinctive qui les caractérise. Ce jeune être n'a ni ongles, ni dents, ni armes et défenses naturelles; il est à la merci de tout. Il faut donc que le père et la mère (celle-ci surtout), veillent incessamment sur son berceau, et voilà la famille rattachée par le lien le plus doux, le plus sacré et le plus respectable que pouvait former la nature.

L'enfant, étant privé de moyens naturels et d'un instinct aussi développé que celui des animaux, doit s'attacher à ses parents par nécessité, comme par les plus tendres liens de la reconnaissance. Les parents, selon une merveilleuse disposition

(1) Voyez : *De la longévité humaine et de la quantité de vie sur le globe, par P. Flourens, secrétaire perpétuel de l'Académie des Sciences*; Paris, 1855.

du cœur humain, chérissent d'autant plus cet être, qu'il est plus faible, qu'il leur a coûté plus de soins, plus de fatigues, et valu plus de souffrances. Les entrailles maternelles s'émeuvent davantage pour le fruit qu'elles ont porté et mis au monde avec tant de douleurs; de sorte que les peines de la maternité sont encore de nouvelles chaînes d'amour. Le bienfaiteur semble, par son bienfait même, s'attacher plus encore que l'obligé; car, loin de supposer avec certains auteurs pessimistes ou moroses que l'homme est essentiellement méchant, nous aimons mieux croire que la nature a déposé dans son cœur un riche fonds de noblesse et de générosité, qui se déprave trop souvent, il est vrai, dans le commerce du monde, ou par l'effet des mauvaises passions.

Nous ne nous astreindrons pas à une description anatomique ni physiologique des divers organes, dans cet âge de la vie où s'opèrent les deux dentitions, le travail d'ossification et le développement du corps; ces détails, tout intéressants qu'ils soient, n'entrent pas dans notre plan. Nous voulons arriver rapidement au moment où le corps humain, après avoir échappé à tous les dangers d'une enfance orageuse, et s'être affermi pendant une heureuse, mais trop souvent fougueuse, adolescence, est parvenu à sa perfection physique et intellectuelle; en un mot, à l'âge adulte ou viril, qui commence à vingt-cinq ans environ pour l'homme, et à vingt-un pour la femme, et qui s'étend jusqu'à soixante ans pour le premier, et à cinquante pour la seconde.

Il semblerait que l'homme dût jouir alors de la santé la plus robuste, et être exempt de maladies. Il est bien vrai que l'adulte résiste davantage aux causes qui tendent à troubler l'harmonie de ses fonctions ; mais diverses époques de cet âge sont marquées néanmoins par des dérangements qui tiennent aux modifications particulières qu'éprouvent certains organes, car rien n'est stable dans l'économie animale ; une suite perpétuelle de changements et de révolutions physiques l'expose à une foule de lésions, qui diffèrent non-seulement par rapport à l'âge, mais encore relativement au sexe, au tempérament, aux prédominances organiques, aux professions, aux habitudes, aux climats et aux autres causes qui ont une influence plus ou moins active sur le corps de l'homme.

C'est durant l'intervalle de 25 à 55 ou 60 ans, cette période de la vie qu'on désigne encore par le nom d'âge mûr, que l'homme jouit de toute la plénitude de son existence, et qu'il est capable de remplir au plus haut degré tous les devoirs que comportent la famille et la société. C'est aussi pendant cet âge que les caractères de l'espèce humaine, simplement ébauchés dans l'enfance et dans la jeunesse, se prononcent et se fixent d'une manière plus positive pour dessiner les traits, jusqu'alors indécis et mobiles, des races et des individus.

D'un autre côté, cet âge est le plus occupé, le plus agité, le plus tourmenté de la vie de l'homme ; c'est celui des passions ambitieuses et jalouses, et trop souvent aussi des déceptions et des mécomptes. Voici un des côtés du tableau que Buffon a tracé de l'âge viril :

« C'est à cet âge que naissent les soucis et que la vie est la
« plus *contentieuse*, dit Buffon; car on a pris un état; c'est-à-dire
« qu'on est entré par hasard ou par choix dans une carrière
« qu'il est toujours honteux de ne pas fournir, et souvent dan-
« gereux de remplir avec éclat. On marche donc entre deux
« écueils également formidables... La gloire, ce puissant mo-
« bile de toutes les grandes âmes, qu'on voyait de loin comme
« un but éclatant et qu'on s'efforçait d'atteindre par des actions
« brillantes et des travaux utiles, n'est plus qu'un objet sans
« attraits pour ceux qui en ont approché, et un fantôme vain et
« trompeur pour les autres qui sont restés dans l'éloignement. »

A cet âge l'homme est dans toute sa force et a atteint tout son développement ; son port majestueux, sa démarche ferme et hardie annoncent sa noblesse et son rang. Lorsque son âme est tranquille, toutes les parties de son visage sont dans un état de repos et de sérénité ; leur proportion, leur union, leur ensemble marquent encore assez la douce harmonie des pensées, et répondent au calme de l'intérieur ; mais lorsque l'âme est agitée, la face humaine devient un tableau vivant, où les passions sont rendues avec autant de délicatesse que d'énergie, où chaque mouvement de l'âme est exprimé par un trait, chaque action par un caractère, dont l'impression vive et prompte devance la volonté, nous décèle, et traduit au-dehors, par des signes pathétiques, les images de nos secrètes agitations.

Après avoir considéré l'homme depuis sa naissance jusqu'à l'apogée de son accroissement et de sa vigueur, il nous reste à l'examiner dans sa période de décroissance, à son déclin et dans la vieillesse, époque de la vie qui va surtout nous occuper, et qui commence à l'expiration du dernier degré de la virilité.

Tout change dans la nature, tout s'altère, tout périt ; le corps de l'homme n'est pas plus tôt arrivé à son point de perfection, qu'il commence à déchoir. Le dépérissement est d'abord insensible ; il se passe même plusieurs années avant que nous nous apercevions d'un changement notable. Cependant, nous devrions sentir le poids de nos années mieux que les autres ne peuvent en compter le nombre ; et comme ils ne se trompent guère sur notre âge en le jugeant par les changements extérieurs, nous devrions nous tromper encore moins sur l'effet intérieur qui les produit, si nous nous observions mieux, si, moins prévenus en notre faveur, nous nous flattions moins, et si, dans tout, les autres ne nous jugeaient pas toujours beaucoup mieux que nous ne nous jugeons nous-mêmes. Le satirique Juvénal n'a-t-il pas dit : « *Facies tua computat annos* » (Sat. vi).

En suivant et observant les phases de l'élément vital dans une période de temps donnée, on comprend facilement que la cause prochaine de la vieillesse consiste dans l'activité augmentée du travail de décomposition, avec des proportions toujours plus grandes à raison de l'âge plus avancé. Mais veut-on pousser la curiosité plus loin, veut-on rechercher l'origine de ce mouvement intime d'altération, il est impossible d'être satisfait. Quelle est la loi secrète de cette modification insensible, inaperçue ; de cette dégradation qui, s'emparant à la fois de l'organisation physique et de l'intelligence de l'homme, le conduit au terme final par un chemin plus ou moins rapide et une pente inévitable ? Pour-

quoi, parvenue à son plus haut point de force et d'équilibre entre l'action de composition et celle d'élimination, la puissance conservatrice cesse-t-elle de maintenir la balance égale? Comment une existence complète est-elle prête à dépérir? En un mot, comment vieillit-on? Ces questions que pose feu Reveillé-Parise dans son excellent Traité de la vieillesse, ce savant médecin ne peut pas y répondre, et il les regarde comme un problème insoluble.

En effet, si l'on suppose que la vie est une force spéciale, une cause interne, inaltérable en elle-même, préexistante au développement organique qu'elle détermine et régit, pourquoi cette force faiblit-elle au moment de sa plus grande énergie? Si, au contraire, la vie n'est que le résultat des combinaisons particulières, profondes, *atomistiques* des éléments devenus matière organique vivante, comment, lorsque cet organisme est sain, vigoureux, parvenu au plus haut point de développement, peut-il se détériorer lui-même sans cause manifeste et appréciable? C'est là un des mystères qui tiennent à des lois supérieures d'attraction et de transmutation des éléments dont nous venons de parler, et qu'il ne nous est pas donné de pénétrer.

Pourtant, la vie est un mouvement. Le principe vital, quelle qu'en soit la nature, est éminemment et visiblement un principe d'excitation, d'impulsion, une force motrice. « C'est se faire une « idée fausse de la vie, dit Georges Cuvier, que de la considérer « comme un simple lien qui retiendrait ensemble les éléments « du corps vivant, tandis qu'elle est, au contraire, un ressort « qui les meut et les transporte sans cesse. » — « Ces éléments, « ajoute-t-il, ne conservent pas un instant les mêmes rapports « et les mêmes connexions; ou, en d'autres termes, le corps « vivant ne garde pas un instant le même état et la même com-« position. » Cette dernière phrase est très-remarquable, surtout sous la plume d'un esprit si sûr, et n'est pourtant que l'énonciation nouvelle d'une idée fort ancienne dans la science, et qui a été diversement développée par Platon, Leibnitz, Buffon, acceptée et commentée encore par tous les physiologistes.

Cependant, n'est-il pas possible d'expliquer jusqu'à un certain point, et d'une manière plus ou moins satisfaisante, le mystère en question, si l'on se rappelle que, par suite d'une loi naturelle et commune à la plupart des êtres organisés, notamment à l'homme, les tissus de l'économie, après avoir commencé par être mous, gélatineux ou pulpeux, se durcissent, se dessèchent, sont envahis par des substances salines, terreuses, et finissent, à la longue, par s'incruster au point de ne plus permettre le jeu des organes? Mais, à vrai dire, ce ne serait encore là que l'effet de la cause inconnue dont nous venons de parler.

Ainsi donc, le fait existe, et l'homme ayant, comme tous les êtres organisés, dépassé son point suprême de perfection vitale, se voit frappé de déchéance organique et intellectuelle. Dans le commencement, les progrès sont tellement insensibles, que l'homme n'en éprouve aucun effet : il y croit à peine ; il se rassure, car il sent en lui-même une énergie vitale que rien encore n'affaiblit ni ne compromet. Cependant, peu à peu des signes évidents se manifestent ; l'altération organique commence à se prononcer plus distinctement. Le sentiment de force stable et de bien-être permanent qui existait naguère ne disparaît pas tout à coup, mais il s'affaiblit graduellement. L'homme le plus vigoureux commence à ne plus se croire invincible ; il s'aperçoit que son être est en réalité limité et moins puissant ; il n'a plus cette confiance sans bornes qu'il avait en lui-même ; sa santé qui faiblit, ses infirmités qui augmentent, appellent et fixent son attention : il songe, il réfléchit, il calcule, et sa prévoyance s'étend vers l'âge qui s'avance et l'espace à parcourir encore. De 50 à 65 ans environ, l'économie se soutient, quoique déjà atteinte par la vieillesse ; mais bientôt il semble que, le temps accélérant sa marche, la vie roule et se précipite avec une vitesse toujours croissante vers cet abîme où toutes les existences passagères vont s'engloutir, et rendre aux éléments ce qu'elles en avaient emprunté, l'âme seule remontant vers le souverain créateur.

Ainsi l'homme échappe à tout ce qui est, chaque année, chaque jour, chaque instant. Que ce mouvement soit plus rapide chez les uns, plus lent chez les autres, quelquefois sans cause connue, souvent aussi par des différences de constitution, de tempérament, par les circonstances de la vie, la conduite, les habitudes, les maladies, toujours est-il qu'il ne s'arrête jamais, et que la grande loi s'applique inexorablement à tous les êtres organisés, et particulièrement à l'homme, parce que chez lui l'existence physique et morale a plus d'intensité, de force et de durée, en raison de la perfection de son organisation.

Ces considérations nous conduisent à la question si intéressante de la longévité humaine. Quelle est la durée naturelle, ordinaire, normale de la vie de l'homme ? « L'homme qui ne meurt « pas de maladies accidentelles, dit Buffon, peut vivre partout « quatre-vingt-dix ou cent ans. » Et il ajoute « que la durée de « la vie semble ne dépendre ni des habitudes, ni des mœurs, ni « de la différence des races, des climats, ni de la qualité des « aliments; et que rien ne peut changer les lois de la *mécanique* « qui règlent le nombre de nos années. »

M. Flourens pense, comme Buffon, que cette durée ne dépend ni du climat, ni de la nourriture, ni de la race, ni de rien d'extérieur; elle ne dépend, selon lui, que de la constitution intime, et, si l'on peut ainsi parler, que de la vertu intrinsèque de nos organes. Tout, dans l'économie animale, est soumis à des lois fixes.

Nous ne discuterons pas ces opinions, peut-être un peu absolues, et nous nous inclinerons devant elles, comme émanant d'hommes dont le nom et l'autorité suffisent pour les accréditer. Mais nous adoptons sans réserve les considérations suivantes :

« La plupart des hommes meurent de maladies; très-peu s'éteignent de vieillesse proprement dite. L'homme s'est fait un genre de vie artificiel, où le moral est plus souvent malade que le physique, et où le physique même est plus souvent malade qu'il ne le serait dans un ordre d'habitudes plus sérieuses, plus calmes, plus constamment et plus judicieusement laborieuses.

« L'homme périt à tout âge, dit Buffon, au lieu que les ani- « maux semblent parcourir d'un pas égal et ferme l'espace de la

« vie... Les passions et les malheurs qu'elles entraînent influent
« sur la santé, et dérangent les principes qui nous animent ; si
« l'on observait les hommes, on verrait que presque tous mè-
« nent une vie timide et *contentieuse*, et qu'un grand nombre
« meurent de chagrin. » (Tome ii, page 334).

D'un autre côté, Haller dit que l'homme doit être placé parmi
les êtres qui vivent le plus longtemps, ce qui rend bien injustes
nos plaintes sur la brièveté de la vie. (Elém. de physiol., liv. 30,
page 95).

Nous ne relaterons pas les exemples plus ou moins authenti-
ques de longévité, consignés dans les annales de la science, en
dehors des premiers patriarches ; nous nous bornerons à citer
l'un des plus étonnants, celui de Thomas Parre, qui mourut *ac-
cidentellement* à 152 ans ; parce que ce fait est rapporté par
Harvey, qui en a été témoin.

Cet homme était du comté de Shrop-Shire, en Angleterre. Devenu fameux par son grand âge, le roi Charles Ier désira le voir.
On le fit venir à la cour ; et là, pour le fêter, on le fit trop
manger : il mourut d'indigestion. Harvey en fit l'autopsie. Tous
ses viscères étaient parfaitement sains; les cartilages de ses côtes
n'étaient pas même ossifiés, etc. Il eût pu vivre encore plusieurs
années.

Il n'est personne qui n'ait lu et relu le *Traité de la vieillesse*
de Cicéron (*De senectute*), ce livre dont Montaigne disait : « *Il
donne appétit de vieillir.* »

Un autre livre sur la vieillesse, dont l'effet est aussi persuasif,
c'est celui de Louis Cornaro, de ce sage et aimable vieillard qui,
né avec une faible constitution, et après avoir usé dans les excès
la première moitié de sa vie put, à force de modération, de soins,
de régime, vivre en effet plus de 100 ans. Le livre de Cicéron
persuade, parce qu'il est écrit de main de maître, et sous l'inspi-
ration d'une philosophie très-élevée. Celui de Cornaro persuade,
parce qu'il est écrit par un homme qui a vécu très-longtemps, et
toujours vif, toujours gai, toujours heureux de vivre. Ici le fait
persuade encore plus que le livre, lequel ne semble écrit que

dans le but de faire l'éloge de la sobriété, et qui, par cela même, mérite sans doute le reproche d'avoir, dans l'application, trop restreint les limites de la plus sage tempérance; ce qui a pu convenir ou suffire à l'auteur, mais ne conviendrait ou ne suffirait certainement qu'à bien peu d'autres.

Sans prétendre, en vue de consoler les vieillards, célébrer la vieillesse, si triste et si redoutée de la plupart des hommes, sans essayer d'en alléger le fardeau, nous voulons montrer comment Reveillé-Parise répond aux principaux reproches que l'on adresse à cet âge, et cela par ce qui prouve le mieux, par des exemples et par des faits.

On reproche aux vieillards de perdre jusqu'au goût des occupations qui leur avaient été les plus chères. Reveillé-Parise répond, entre autres exemples, par celui de Duverney, le fameux anatomiste du Jardin du roi, qui reprit à 80 ans, dit Fontenelle, des forces, de la jeunesse, pour revenir dans nos assemblées, où il parla avec toute la vivacité qu'on lui avait connue, et qu'on n'attendait plus.

Et Fontenelle s'y connaissait, lui qui devint centenaire et qui fut, pendant quarante-quatre ans, secrétaire perpétuel de l'Académie des sciences.

D'ailleurs, combien d'exemples fameux ne pourrait-on pas citer, pour prouver que la vieillesse n'est pas toujours inactive et sans gloire? Le comte de Ségur, de l'Académie française, en a signalé habilement quelques-uns dans un livre charmant. (1) Voyez, dit cet illustre et aimable écrivain, chez les anciens, *Nestor*, l'oracle du camp des Grecs ; *Fabius* et *Caton*, soutiens de Rome; *Sophocle*, à cent ans, excitant l'enthousiasme et triomphant de l'envie; *Solon* dictant des lois à sa patrie; chez les modernes, *Villars* vainqueur à Denain ; Michel *de l'Hospital*, sage au conseil, fier et ferme dans l'exil; le grand *Frédéric*, ombrageant sa vieillesse de belliqueux lauriers et de palmes littéraires; et tant d'autres, non moins privilégiés, parmi lesquels il faut

(1) Galerie morale et politique, par le comte de Ségur, Paris, 1838.

surtout citer Dandolo, ce doge de Venise, qui, à 95 ans et presque aveugle, commandait les Vénitiens dans la grande croisade, et entra le premier dans Constantinople, prise d'assaut, en 1203. Une grande passion est une espèce d'âme immortelle à sa manière, et presque indépendante des organes.

On reproche aux vieillards de ne songer qu'au temps présent, qu'à eux seuls, d'être indifférents sur tout ce qui doit suivre; et cependant, dit le même auteur, combien de vieillards qui plantent l'arbre pour les générations à venir.

> Mes arrière-neveux me devront cet ombrage. (*Lafontaine*).

On reproche aussi aux vieillards de manquer d'imagination ; mais ils ont la raison, la prudence, et encore !

Et l'auteur cite des exemples qui repoussent ce reproche trop absolu.

Mais, dira-t-on, ce que vous nous citez là, ce sont des exceptions; peut-être sont-ce des exceptions ; ce sont surtout des révélations. Ce qui est l'exception , c'est le talent, ce grand révélateur des forces secrètes et des trésors cachés de l'esprit humain.

L'observation fine et suivie de ces *révélations* nous donnerait la *psychologie de la vieillesse.*

On remarque dans le livre de Reveillé-Parise les traits suivants : « Le vieillard sourit quelquefois : bien rarement il rit.
« — La bonté, cette grâce de la vieillesse, se trouve souvent
« sous des dehors graves et sévères : car la première vient du
« cœur, et les seconds de l'être physique qui s'est affaibli. —
« La patience est le privilége de la vieillesse. Un grand avan-
« tage de l'homme qui a vécu, c'est qu'il sait attendre. — Tout
« est soumis chez le vieillard à la réflexion. »

Retenu par des limites que je ne dois pas dépasser, je regrette beaucoup de ne pouvoir transcrire ici un passage de Buffon, où il retrace les fortes compensations de bonheur qu'offre aux esprits sages l'âge avancé, dans lequel il y a, dit-il, plus de gain au moral que de perte au physique. Il n'avait que 70 ans (pour Buffon, c'était être jeune), lorsqu'il écrivit ce passage; il était dans toute la santé, dans toute la force du corps et de l'esprit, et même du talent; car ce talent montait encore et devait bientôt s'élever jusqu'à l'ouvrage le plus admirable de ce grand maître, jusqu'aux *Epoques de la nature*. Aussi Buffon appelle-t-il nettement la vieillesse, *un préjugé*, comme une idée qui trouble le bonheur de l'homme.

Cet auteur philosophe ajoute cette proposition, jusqu'à certain point contestable, que, sans *notre arithmétique*, nous saurions à peine que nous vieillissons. « Les animaux ne le savent point, « dit-il; ce n'est que par notre arithmétique que nous en ju- « geons autrement. » (Œuvres de Buffon, tom 12, additions).

En lisant Buffon, on est toujours frappé du ton de respect avec lequel il cite Fontenelle, et il le cite souvent, Fontenelle, ce célèbre philosophe qui, parvenu à 95 ans, disait qu'il regrettait peu de chose, si ce n'est l'âge où il avait été le plus heureux, c'est-à-dire de 55 à 75 ans. Il faisait cet aveu de bonne foi, et prouvait son dire par des vérités sensibles et consolantes. A « 55 ans, écrit-il, la fortune est établie, la réputation faite, la « considération obtenue, l'état de la vie fixé, les prétentions « évanouies ou remplies, les projets avortés ou mûris, la plu- « part des passions calmées ou du moins refroidies, la carrière « à peu près remplie pour les travaux que chaque homme doit à « la société, moins d'ennemis ou plutôt moins d'envieux nuisi- « bles, parce que le contre-poids du mérite est connu par la « voix du public, etc. »

Si l'on est quelquefois heureux de mourir très-jeune, on est également heureux de mourir très-vieux. La mort prématurée met une douce et immortelle auréole sur des fronts qui, s'ils eussent vieilli, auraient peut-être été sans le moindre reflet de gloire; à moins que, mille fois cruelle, en brisant sans pitié une existence bien chère, une vie hélas ! trop courte, elle n'arrête brusquement dans son noble essor, une renommée précoce, qu'attendait le plus bel avenir ! (1) Mais, aussi, que fût-il arrivé si

(1) Allusion de l'auteur à la perte récente et douloureuse d'un fils justement regretté.

Fontenelle était mort à 50 ans ? Il n'eût laissé qu'une médiocre figure ; il n'eût été qu'un bel esprit ingénieux et froid , un poète plus que contesté, un amateur en fait de science. Voyez-le , au contraire , dans le second demi-siècle de sa vie, et dans le calme de son existence de patriarche , appliquant sa haute raison aux travaux les plus sérieux de la philosophie et de la science. Le bel esprit contesté est devenu un grand esprit que les savants ne contestent pas. Mort à 50 ans, avec ses tentatives dans tous les genres, Fontenelle n'eût été qu'un Voltaire manqué. Mort à cent ans, Fontenelle a été l'un des fondateurs de la philosophie moderne, l'habile continuateur de Descartes, l'admirable historien de Newton, et, pendant plus de vingt années, le plus glorieux vieillard de la littérature et de la science.

Il y aurait tant à dire sur un tel sujet, qu'il faut que je m'arrête, et je terminerai ce discours , déjà trop long , par quelques considérations sur l'hygiène de la vieillesse.

Les auteurs qui se sont occupés spécialement de ce dernier point (1) ont eu tous en vue le même but, l'un intitulant son livre : L'*art de prolonger la vie humaine* ; un autre donnant au sien ce simple titre : *De la vie sobre* ; un troisième , celui de : *Moyen assuré d'une longue vie*. Reveillé-Parise , lui , définit *l'hygiène de la vieillesse : l'art d'évaluer les forces, de les exciter et de les soutenir de manière à conserver la vie le plus possible, le mieux possible et le plus longtemps possible.*

Ce dernier auteur expose, au nombre de quatre, les règles de cet art précieux.

La première est *de savoir être vieux.* « Peu de gens savent être vieux. » dit La Rochefoucauld. Qui n'a pas l'esprit de son âge, de son âge a tous les malheurs , a dit Voltaire. Première règle plus philosophique que médicale, et qui peut-être n'en vaut pas moins.

La seconde règle est de *se bien connaître soi-même* ; précepte de philosophie appliqué à la médecine Car , pourquoi la philo-

(1) *La macrobiotique.*

sophie et la médecine ont-elles tant de rapports ? C'est que le bonheur et la santé sont, pour ainsi dire, solidaires et inséparables.

La troisième règle est de *disposer convenablement la vie habituelle*. C'est, en effet, l'ensemble des bonnes habitudes physiques qui fait la santé, comme c'est l'ensemble des bonnes habitudes morales qui fait le bonheur. Les vieillards qui font tous les jours la même chose, et avec la même modération, le même goût, vivent très-longtemps : *Mon miracle est d'exister*, disait Voltaire. *Et si la folle vanité, qui ne vieillit jamais* (selon le mot de Buffon), ne lui eût pas fait faire, à 84 ans, l'imprudent voyage de Paris, son *miracle* aurait pu durer un siècle, comme celui de Fontenelle.

On ne saurait croire combien une faible santé, bien conduite, peut aller loin. User de ce qu'on a, et agir en tout selon ses forces, telle est la règle du sage, disait Cicéron.

La quatrième règle est de *combattre toute maladie dès son origine*. Dans la jeunesse, la vie est comme doublée d'une autre vie ; sous la vie en *action*, il y a la vie en *puissance*, ou en réserve. Dans la vieillesse, il n'y a plus qu'une vie, et c'est pourquoi il faut s'opposer à tout ce qui épuise cette vie, derrière ou sous laquelle il n'y en a point d'autre.

Telles sont les quatre *règles fondamentales* (comme il les appelle) de Reveillé-Parise. Avec cette théorie et tout ce qu'il en déduit de conseils pratiques sur le régime, sur l'exercice, sur la tempérance, sur la culture des lettres, si pleine de charmes, combien vivra-t-on ; se demande M. Flourens ? On ne vivra pas plus que sa vie, répond-il ; mais on vivra sa vie entière, c'est-à-dire, tout ce que permet d'espérer la constitution particulière de chaque *individu*, combinée avec les lois générales de la constitution de l'*espèce*.

Heureux donc le vieillard dont l'intelligence, pleine de bon sens et de bon esprit, a su éviter de bonne heure de funestes habitudes ; qui a pu vivre librement, sans esclavage et selon les conditions ordinaires de son être ; pour lui les maux et les jouissances seront dans la juste mesure de ses forces, et, parvenu à la fin de sa carrière, aussi éloigné d'un fâcheux scepticisme que confiant dans l'idée chrétienne si consolante *de la vie future*, il pourra dire comme Saint-Evremond, plus qu'octogénaire : « J'aime la vie et n'en crains pas la fin. »

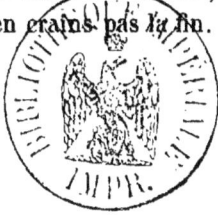

Tours, imp. Ladevèze.

www.ingramcontent.com/pod-product-compliance
Lightning Source LLC
Chambersburg PA
CBHW060534200326
41520CB00017B/5238